# LE CODE

DU

# BUVEUR D'EAU

## AU MONT-DORE

PAR

## M. le Dr Jules MASCAREL

Deuxième Édition

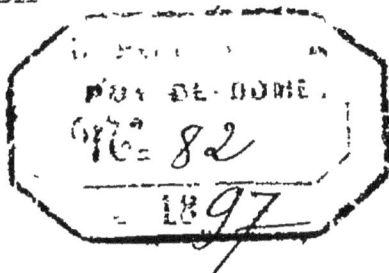

CLERMONT-FERRAND

TYPOGRAPHIE ET LITHOGRAPHIE G. MONT-LOUIS

1 et 2, rue Barbançon

1898

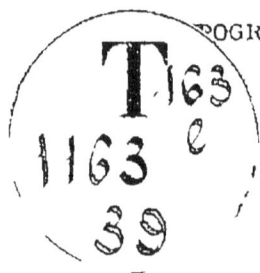

# LE CODE

## DU

# BUVEUR D'EAU

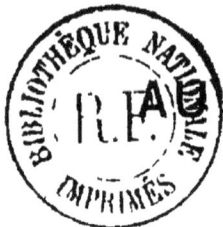 ## MONT-DORE

### PAR

## M. le Dr Jules MASCAREL

### Deuxième Édition

CLERMONT-FERRAND

TYPOGRAPHIE ET LITHOGRAPHIE G. MONT-LOUIS

1 et 2, rue Barbançon

—

1898

# LE CODE

# DU BUVEUR D'EAU

## AU MONT-DORE

### Par le D<sup>r</sup> Jules MASCAREL

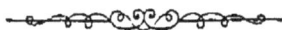

Tous ceux qui ont parcouru les stations thermales dans les pays étrangers, soit comme touristes, soit comme baigneurs, savent avec quel soin minutieux sont exécutées non-seulement toutes les diverses pratiques du traitement thermal, mais encore tout ce qui se rapporte à l'hygiène du baigneur. Ainsi, pour ne citer que deux stations, si vous allez soit à Marienbad, soit à Carlsbad, et que pendant que vous faites votre cure vous vous présentiez chez un fournisseur quelconque, pâtissier, limonadier ou autre, on vous adresse immédiatement cette question : « Faites-vous la cure ? » Si votre réponse est affirmative, le fournisseur ne craint pas de vous dire, suivant le choix que vous faites : « Contraire à la cure », ou bien : « Favorable à la cure ». Or, ce qui se pratique avec tant de succès et tant de bon sens de l'autre côté du Rhin, en Suisse, en Allemagne, ou en Autriche, est bien loin de se pratiquer chez nous, du moins au Mont-Dore.

Nos malades sont abandonnés à leur propre arbitre, et, ce qui est plus grave encore, ils sont livrés à la merci des chefs de cuisine et des maîtres d'hôtel, et tout cela aux dépens des vrais principes de la médication hydriatique. Sur les tables d'hôte on sert indistinctement de tout, aussi bien le froid que le chaud, ce qui est vert comme ce qui est mûr ; il n'y a qu'un seul plat qu'on ne voit apparaître que rarement et comme timidement sur les tables, j'ai nommé la salade. Or, savez-vous pourquoi la salade est presque frappée d'ostracisme ? je vais vous le dire. Michel Bertrand, qui est, et qui restera toujours notre plus grand législateur,

avait proscrit de ses formules non-
seulement toutes les crudités, mais
aussi les acides. Faisant sa ronde, un
soir, dans l'hôtel Chabaury aîné,
qu'aperçoit-il sur cette table copieusement servie ? Un grand saladier
bondé de feuilles vertes que vous sa-
vez et bien assaisonnées : ouvrir la
fenêtre et précipiter dans la rue le
contenant et le contenu fut l'affaire
d'une seconde ; vous devinez le reste.
Pendant plus de cinquante ans les sa-
lades disparurent pour toujours des
tables d'hôte. Mais voilà que, peu à
peu, on se relâche de ces sages et in-
telligentes pratiques ; car, il faut le·
dire, le relâchement, en haut comme
en bas, est un peu à l'ordre du jour
sur toute l'étendue de l'arbre social.
C'est aux jeunes médecins qu'il ap-
partient de réagir contre cet affai-
blissement des caractères ; nous autres, nous montrerons le chemin, à
vous de le parcourir. Or, voici un
aperçu d'un menu pour le buveur
d'eau au Mont-Dore.

Nous diviserons notre tableau en
deux colonnes : dans la première, nous
donnons une esquisse de tous les aliments et boissons qui conviennent à

la cure ; dans l'autre, tout ce qui paraît contraire à cette même cure.

Et d'abord, il importe avant tout de maintenir un appétit solide chez nos malades, qui se trouvent être plus ou moins affaiblis par les différentes pratiques du traitement thermal. Ce résultat ne peut être obtenu qu'en variant considérablement le genre et les formes d'alimentation. Voilà pourquoi nous demandons la permission d'entrer dans quelques détails, afin de rappeler à la mémoire des maîtres d'hôtel ces principes qu'ils oublient trop souvent.

## 1er Tableau

Doivent être considérés comme propres à la cure :

1° Tous les potages gras, pain, gluten, riz, tapioca, semouille, vermicel, etc.

Une fois par semaine, par exemple le vendredi, on pourra servir un potage maigre : purée croûton, julienne parmentier, riz au beurre, etc., etc. ;

2°Œufs sous toutes les formes, depuis l'œuf à la coque jusque à l'œuf dur convenablement assaisonné et l'œuf en omelette avec toutes ses nombreuses variétés.

3° Toute espèce de poissons de mer, de rivière, de lacs et d'étangs ;

4° Viandes. — Toute espèce de viandes chaudes ou froides :
De boucherie,
De volaille,
De gibier.

Nous recommandons spécialement les gelées de viande, les pieds et surtout les cervelles de mouton. Quant au gibier et à la charcuterie, les malades devront prendre l'avis de leur médecin ;

5° Tous les légumes secs et frais. — Les lentilles sont trop souvent omises, ce légume contenant beaucoup d'azote et de phosphate de chaux. Parmi les légumes frais, sont autorisés : le raifort sauvage, le céleri cru et cuit, l'artichaut cru et cuit, à moins d'avis contraire de la part du médecin traitant. Enfin doivent être servis plus souvent qu'on ne le fait habituellement : des plats de carottes, de laitue, de chicorée préparée au jus, navets, salsifis, scorso-

nère, et surtout tomates et asperges ;
ces dernières contenant une grande
quantité d'acétate de potasse, et surtout de phosphate de chaux et de
soude ;

6° Les pâtisseries sous toutes les
formes, pourvu toutefois qu'elles ne
soient pas réfractaires à certains esto-
macs; qu'elles soient préparées du
jour ou de la veille, le beurre étant de
très bonne qualité et très frais;

7° Tous les fruits cuits et compotes,
quels qu'ils soient et qu'elle qu'en
soit la provenance. A côté du déli-
cieux ananas, nous plaçons la rhubar-
be, qui peut pousser en pleine terre
dans tous les jardins cultivés, et dont
les tiges, préparées au sirop, constituent un excellent entremets. Enfin
les fruits secs, figues, noix, noisettes
et amandes sèches;

8° Parmi les fruits crus, sont autorisés : les cerises, les framboises et les
fraises de toute provenance, aroma-
tisées avec le jus de citron ; puis les
prunes, les abricots bien mûrs, et surtout les raisins. Quant aux pommes,
aux poires, aux pêches, tous ces fruits
doivent avoir éprouvé un certain dégré
de cuisson ;

9° Tous les jours doivent apparaître sur les tables le riz et les pruneaux, ces derniers de bonne qualité.

10° Sont autorisés tous les fromages, sans exception, secs ou frais, et surtout le fromage frais de chèvre, que l'on ne sert jamais, nous ne savons pourquoi ;

11° Le beurre, le lait et les crêmes doivent toujours être donnés frais et de bonne qualité aux malades. Nous avons eu le regret de constater que, dans certains hôtels classés au premier rang, le lait n'est pas toujours bon, soit par une cause, soit par une autre, quelquefois parce que la traite est opérée par des mains malpropres.

Nous avons fait des observations à cet égard, et nos observations ont été écoutées. Aujourd'hui le beurre ne laisse rien à désirer dans tous ou dans presque tous les hôtels, et les cuisiniers se sont mis en rapport avec les progrès de chaque jour ; en général les aliments sont sains, bien préparés et les tables copieusement servies.

12° Vin. — Quant au vin, nous repoussons tous ceux qui sont acides, comme contraires au traitement. Nous réclamons un vin simple, pur autant que possible, et surtout qui ne soit pas acide ; les grands malades doivent boire du bordeaux ou du bourgogne ;

13° L'eau ne doit jamais être servie froide sur les tables. C'est cette dernière qui cause toutes ces fatigues et tous ces dérangements partiels de l'estomac, accidents que les malades attribuent à tort à l'action des eaux thermo-minérales. Celles-ci, nous l'avons déjà dit bien des fois, ne purgent jamais si elles sont bien administrées. L'eau de table doit être puisée dans les carafes aussitôt après chaque repas, de manière à ce qu'elles aient la température de l'appartement au moment où l'on en fait usage ;

14° Le café et les liqueurs de bonne qualité sont en général très favorables à la cure, à moins d'indications contraires de la part du médecin.

## 2e TABLEAU.

Doivent être considérées comme contraires à la cure :

1° Les glaces, qui doivent être sévèrement proscrites, encore plus que la salade. L'ingestion des glaces dans l'estomac produit plus d'une fois des perturbations d'ordre interne, perturbations qu'on attribue aux effets des eaux et qui ne sont qu'un effet d'une réfrigération très nuisible à la cure, en portant atteinte aux échanges organiques.

2° Toutes les boissons froides : bière, limonade, eaux gazeuses, *eau qui pique*, etc., à moins d'indications spéciales dont le médecin traitant est le seul juge ;

3° Toutes ces poires crues et vertes que l'on sert aux malades, et qui ont presque la dureté d'un biscaïen ;

4° Sont interdites : les amandes et noisettes vertes ;

5° Quant au melon, il suffit de le nommer pour le proscrire absolument ;

6° Tous les acides et particulièrement le vinaigre. Il est bien évident que certains cas exceptionnels peuvent se présenter dans lesquels le médecin fera telle prescription alimentaire qu'il jugera à propos.

Après avoir traité de l'alimentation

du buveur d'eau, nous allons maintenant nous occuper de la manière dont
ce même buveur d'eau doit être vêtu,
au bain, à la salle de pulvérisation,
aux douches de vapeur et à la salle du
vaporarium.

## *Bain.*

Le bain est ou entier ou partiel.
Entier, le malade s'introduit dans sa
baignoire avec ou sans peignoir, suivant sa convenance. Mais, pour le
bain partiel, pour le demi-tempéré, là
nous devons intervenir. Ici, on a encore trop vite oublié les sages pratiques de Michel Bertrand. Ce médecin
n'a jamais laissé prendre un demi-
bain tempéré à ses malades sans exi-
ger d'eux qu'ils revêtissent, avant
d'aller s'asseoir sur le petit banc plombé
disposé au fond de la baignoire, un
bon et gros peignoir de molleton de
laine, surtout pour les grands malades.
Aussi, jamais ses malades ne s'enrhu-
maient. Que faisons-nous aujourd'hui?
nous affublons les nôtres d'un peignoir, qui n'est ni en laine ni en coton,
mais en pur fil ; c'est-à-dire d'un peignoir qui devient froid après quelques
minutes de séjour dans le bain, l'eau

montant toujours sur le fil par le seul
fait de la capillarité. Il est bien vrai
que, depuis le nouveau concession-
naire, tous les cabinets sont mieux
tenus, mieux clos, très propres et que
le froid ne s'y fait pas sentir; mais
nous maintenons que, pour les grands
malades, un tissu en laine est toujours
préférable. Les hommes dont la poitrine est délicate doivent avoir sur les
épaules une pèlerine en gros molleton
de laine. Pour les bains hyperthermaux, pour ces bains dits du Pavillon,
si énergiques et par cela même pou-
vant devenir dangereux s'ils sont pris
inconsidérément sans l'avis d'un médecin expérimenté, ces précautions
sont moins utiles, d'abord parce que
la durée de ces bains est toujours assez
courte, et que les cabinets ont une
température chaude et invariable par
suite de la chaleur normale des sour-
ces. Ces bains doivent être inter-
dits aux enfants, aux adolescents et
aux personnes nerveuses, à moins
qu'ils ne soient pris sous la surveil-
lance directe du médecin. Quant au
bonnet imperméable, que les mar-
chands de costumes s'empressent de
faire prendre aux malades, ce bonnet
n'a sa raison d'être que pour les dames

seulement, et pendant la douche. En dehors de cette pratique, il appelle le sang vers la tête, et provoque, sans aucune utilité, des sueurs qui ne peuvent qu'affaiblir le malade.

Si du bain nous nous transportons dans la salle d'aspiration, nous retrouvons sur un certain nombre de têtes ce même bonnet imperméable dont l'inutilité est encore plus grande ici, par les raisons que j'indiquais tout à l'heure. Les hommes doivent entrer tête nue dans les salles d'aspiration, de pulvérisation et de vapeurs ; nonseulement il n'y a pas à craindre de provoquer des rhumes, si l'on a le soin de bien s'essuyer la tête au sortir de la salle, cette eau minérale n'enrhumant pas plus que n'enrhume l'eau de mer ; mais c'est un moyen par excelcellence de débarrasser le cuir chevelu des pellicules dont il est si fréquemment le siège, car nous savons par expérience que le pityriasis du cuir chevelu guérit parfaitement ici, si on a le soin de multiplier le plus possible le contact de l'eau minérale avec les parties malades.

Quant aux douches et bains de vapeur, ces puissants agents qui lavent si bien les membranes tégumentaires

internes et externes, aucun malade ne
doit s'y exposer avant de s'être bien
fait ausculter par son médecin.

C'est pour avoir négligé ces précautions qu'il y a quelques années une
dame des environs de Dijon, sur les
avis de sa voisine de table, entra dans
une cabine pour se faire donner une
douche de vapeur. A peine y avait-
elle séjourné quelques minutes, qu'elle
tomba à la renverse horriblement
brûlée et tuée sur le coup par les jets
de vapeur. L'autopsie fut pratiquée et
nous constatâmes, avec plusieurs de
nos collègues, que la pauvre dame était
atteinte d'un anévrisme de l'aorte,
affection qui était la cause de l'asthme
pour lequel elle était venue au Mont-
Dore. C'est ce qui fait dire à quelques
malades et même à quelques médecins : *N'allez pas au Mont-Dore, ces
eaux sont trop fortes.*

Erreur absolue, car tous les médi-
caments quels qu'ils soient peuvent
être très forts, c'est-à-dire nuisibles
s'ils sont administrés d'une manière
inopportune, sans poids et sans me-
sure.

La réputation tant de fois séculaire
de ces eaux repose précisément et sur

ces bains à haute température et sur leurs vapeurs.

Je viens de traiter de la tenue de la tête pour les hommes ; examinons maintenant la question des dames. Ici les difficultés sont plus grandes à cause de l'abondance et de la longueur des cheveux. Cependant, comme pour les hommes, beaucoup de dames, et surtout de jeunes filles, pourraient rester tête nue, surtout celles dont le cuir chevelu est envahi par des pellicules, en ayant l'attention de bien s'essuyer la tête au sortir de la salle avec une serviette chaude. Les marchandes de costumes ne manquent jamais de dire aux dames que, si elles ne se coiffent pas la tête d'un bonnet en toile cirée, elles verront leurs cheveux tomber. Il n'est pas une tête féminine qui résiste à cet argument, argument qui est absolument erroné. Car d'abord les cheveux des hommes ne tombent pas plus que ne tombent ceux des employés de services qui, durant la saison entière, passent toute leur matinée, jusqu'à dix heures du matin, dans cette atmosphère de vapeurs minérales. Il en est de même des cils des paupières dont les maladies (blépharite ciliaire) se trouvent admira-

blement bien de l'application directe
de ces eaux, soit par les pulvérisa-
tions, soit par de petites douches
liquides.

Nous nous résumons en disant que
le costume du baigneur qui se rend
aux bains, et surtout aux salles d'aspiration ou de pulvérisation, doit être
composé de la manière suivante :

Un gilet de flanelle, une chemise de
toile, une grosse cravate ou un mou-
choir autour du cou, des bas, un cale-
çon et un pantalon à pied en gros
molleton de laine, une paire de sabots.
Les sabots constituent la meilleure de
toutes les chaussures, car les caout-
choucs se ramollissent par la chaleur,
répandent de l'odeur, et ont le grand
inconvénient de provoquer la sueur
des pieds. Le vêtement est complété
par une jaquette également en molleton, avec capuchon, et enfin un man-
teau ordinaire chaud, ou une bonne
couverture de voyage.

Le costume de la baigneuse se com-
pose également d'une paire de sabots,
de bas, d'un pantalon à pieds en molleton de laine, recouvert d'une jupe
blanche ; puis gilet de flanelle, chemise de linge, et une camisole blanche
ou une matinée ; enfin d'un grand

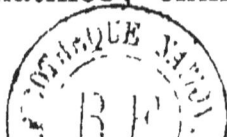

peignoir en molleton de laine, avec ou sans capuchon, peignoir qui est déposé au vestiaire. On ne doit jamais entrer dans les salles d'aspiration ou de pulvérisation avec d'autres lainages que ceux indiqués. D'abord l'odeur qui se dégage de ces vêtements sous l'influence des vapeurs est fort désagréable, et, d'un autre côté, ils provoquent des sueurs intempestives, dont le moindre inconvénient est d'affaiblir les malades; quant à la tête on peut la recouvrir de n'importe quel bonnet, pourvu qu'il ne soit pas imperméable.

Si, lorsque le temps est très beau et chaud, certains malades peuvent se rendre à pied, pour exécuter les diverses parties de leur traitement, il est de la plus grande utilité, en sortant des salles du vaporarium, qu'ils se fassent ramener à leur hôtel en chaise à porteur.

Quant aux bains de pied, chacun s'y rend en costume de ville, et l'on doit prendre les plus grandes précautions pour éviter les refroidissements. Lorsque rien ne s'y oppose, la marche à pied, après cette opération, est tout naturellement indiquée.

Enfin, et c'est par là que nous terminons, tous nos malades, entre l'heure du déjeuner et celle du dîner, doivent se promener au grand air, respirer l'air des hauteurs, cet air embaumé par une flore aussi riche que variée ; car, nous l'avons déjà dit, il n'est pas une seule montagne qui ne soit couverte de verdure de la base au sommet, et cela jusqu'à une hauteur de 1,884 mètres au-dessus du niveau de la mer. Ces promenades peuvent se faire de toutes les manières, suivant les prescriptions des médecins, à pied, à âne, à cheval, en voiture ou en chaise à porteur. Nos porteurs sont des hommes essentiellement courageux, et ils vous portent avec la plus grande aisance, jusque sur les crêtes les plus élevées des montagnes, jusque sur les sommets du Sancy. De toutes ces promenades, il n'en est pas de plus salutaire que celle qui conduit au Salon, dit du Capucin, où l'on arrive par un sentier taillé en pente très douce dans la montagne. Le Salon du Capucin est une sorte de cirque horizontal, entouré de toutes parts par de superbes pins d'Auvergne. Le malade se trouve complètement à l'abri du vent et respire l'air le plus pur, le plus vivifiant, le

plus balsamique qu'on puisse imagi-
ner — tous nos grands malades de-
vraient s'y faire porter dans les après-
midi et y séjourner quelques heures.

Enfin une promenade horizontale
dite promenade des artistes a été inau-
gurée ces dernières années par les
soins des médecins, avec le concours
gracieux de nos grands artistes qui,
chaque année, fréquentent la station.
Cette promenade ombragée est située
à mi-côte sur le flanc de la montagne
du Capucin. Enfin nous allons avoir,
dès cette année 1897, un chemin de
fer funiculaire pour gravir au beau
Salon dit du Capucin.

Après le dîner, les grands malades
doivent s'observer, et ne sortir que
lorsque le temps est très chaud ; ils
doivent, autant que possible, éviter
les promenades dans le Parc, qui est
souvent trop frais à cause du voisi-
nage de la rivière. La meilleure de
toutes les promenades, le soir, lorsque
le temps est beau, est, sans contredit,
sur la route qui conduit du Mont-
Dore à Randanne. Là on est à l'abri
du vent, on monte toujours sur une
pente douce, et l'on peut assister aux
magnifiques perspectives que vous
donne le soleil couchant, perspectives

tellement variées dans ces encadrements de verdure, qu'elles deviennent comme enchanteresses.

Comme complément de notre opuscule, nous ajouterons que rien n'est plus difficile à administrer que les eaux du Mont-Dore. Ce serait une erreur de croire que, parce qu'on a bu quelques verres d'eau minérale et passé quelques instants dans les salles d'inhalation, on a fait un traitement complet. Sans doute, dans quelques cas, ce traitement primitif peut avoir quelque efficacité, mais dans l'immense majorité des cas on doit avoir recours à un ou à plusieurs des nombreux agents balnéatoires dont dispose notre splendide établissement thermal, véritable chef-d'œuvre de l'architecte Camus.

Une première question se pose : Faut-il prendre des bains, vaut-il mieux ne pas en prendre? et quels bains? est-ce un bain entier, un demi-bain ou un bain mixte, savoir : demi-bain pendant le premier quart d'heure puis bain entier. Est-ce un bain tempéré ou un bain hyperthermal? quelle doit en être la durée? Nous trouvons qu'on fait un trop grand abus des bains hyperthermaux, de

ces bains qui ont fait de tout temps la
réputation des eaux du Mont-Dore.
Il ne faut pas oublier que, suivant la
manière dont ils sont donnés, ils peuvent faire beaucoup de bien ou beaucoup de mal. C'est une arme à deux
tranchants dont il faut se défier ; il y
a des chocs en retour quelquefois re-
doutables ; ces chocs peuvent se produire sur place ou quelque temps après
que le malade a quitté la station, et
alors médecins et malades s'invectivent
contre les eaux. Ces eaux, s'écrie-t-on,
sont trop fortes, n'y allez plus. Il est
évident que les eaux n'y sont pour rien
et qu'on ne doit s'en prendre qu'à l'im-
prudence du malade qui a agi sans
discernement. De là la nécessité absolue de prendre de bons avis. Mais
n'avons-nous pas encore à la disposi-
tion du malade et les bains avec douches et les douches de vapeur et l'hydrothérapie. Nous venons de parler
de douches. Croit-on qu'il soit indif-
férent de jeter une douche à pression
plus ou moins forte sur la poitrine
d'un bronchitique cavitaire, c'est-à-
dire qui a ou qui va avoir des caver-
nes. Mais vous allez produire des effets
désastreux, alors vous accuserez les
eaux de méfaits, méfaits qui ne sont

imputables qu'à votre négligence, votre ignorance, votre impéritie et à toutes vos imprudences. Nous avions bien raison de dire en commençant que rien n'est plus difficile que l'administration de ces eaux, car cette même douche produira les meilleurs effets si elle est dirigée sur tel ou tel point morbide du vaste département des organes respiratoires.

Dans quels cas doit-on recourir à cette dernière médication ? est-ce une douche chaude ou une douche froide ou une douche mixte, et à quelle température ? doit-on terminer cette douche par un bain de pieds chaud ou par une application très froide ? Autant d'agents qui ne peuvent être mis en usage que d'après les conseils des médecins traitant, si l'on veut retirer d'un traitement balnéaire tous les effets qu'on est en droit d'espérer après des déplacements toujours coûteux et qui peuvent devenir nuisibles si on a négligé les avis et les conseils d'un praticien expérimenté.

Dr Jules MASCAREL,

*Ancien interne lauréat des hôpitaux de Paris, Médecin en chef de l'hôpital de Châtellerault, etc.*

*P. S.* — Nous avons fait installer dans le Parc une buvette de petit lait de bonne qualité. Cette médication est souvent un adjuvant pendant et même après la cure. Enfin mentionnons pour mémoire que dans notre splendide nouvel établissement thermal des salles d'hydrothérapie ont été construites, salles qui ne laissent absolument rien à désirer sous tous les rapports.

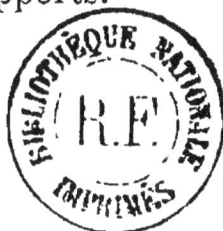

Clermont-Fd. — *Imp. G. Mont-Louis.*